DE L'ATROPHIE

DU NERF OPTIQUE

ET DE SA PAPILLE

CHEZ LES TABÉTIQUES

PAR

François PERREYMOND,

Docteur en médecine de la Faculté de Paris.

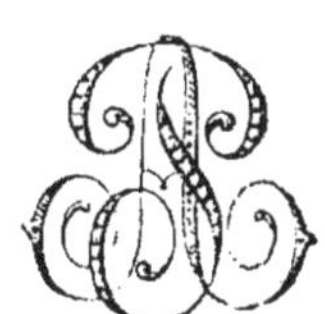

PARIS

A. PARENT, IMPRIMEUR DE LA FACULTÉ DE MÉDECINE
31, RUE MONSIEUR-LE-PRINCE, 31

—

1874

DE L'ATROPHIE

DU NERF OPTIQUE

ET DE SA PAPILLE

CHEZ LES TABÉTIQUES

PAR

François PERREYMOND,

Docteur en médecine de la Faculté de Paris,

PARIS

A PARENT, IMPRIMEUR DE LA FACULTÉ DE MÉDECINE

31, RUE MONSIEUR-LE-PRINCE, 31

—

1874

A LA MÉMOIRE

DE MON GRAND-ONCLE LAZARE SAUVE.

———

A MON GRAND-ONCLE FRANÇOIS SAUVE.

A mon Maitre A. VILLARD,

Médecin en chef des hôpitaux,
Professeur suppléant à l'Ecole de médecine de Marseille,

A M. Le Docteur COMBALAT,

Chirurgien en chef des hôpitaux,
Professeur adjoint à l'Ecole de médecine de Marseille.

A mes Amis Les Docteurs ALLIEZ, AUDIBERT,
Stanislas FABRE, M. LIVON.

DE L'ATROPHIE

DU NERF OPTIQUE

ET DE SA PAPILLE

CHEZ LES TABÉTIQUES.

———

CHAPITRE PREMIER.

HISTORIQUE.

L'affection que l'on nomme aujourd'hui ataxie locomotrice progressive, sclérose des cordons postérieurs, n'est bien connue que depuis les travaux de M. Duchenne (de Boulogne). Cependant les pathologistes l'avaient observée et décrite avec plus ou moins de succès. De l'autre côté du Rhin elle portait le nom de *tabes dorsualis*.

Ce ne fut qu'après de longues études et des descriptions nombreuses que les médecins frappés de la fréquence singulière des troubles visuels chez les tabétiques, n'y virent plus une simple coïncidence, mais cherchèrent à rattacher ces altérations de la vision à leur véritable cause. Celui à qui revient l'honneur de les avoir signalés est un Français, J. Cruveilhier. Dès 1830, cet éminent médecin, dans une observation qu'il nous a transmise, ne prononçait ni le nom de *tabes dorsualis*, ni celui d'affection de la moelle, mais on ne peut douter que la lésion qu'il a décrite n'appartienne à un tabétique. Du reste, cette observation reproduite dans ce sens par divers observateurs n'a jamais soulevé le moindre doute (1).

Quelques années plus tard, Hufeland (2) décrivait avec une admirable précision l'ataxie locomotrice. Les troubles oculaires n'étaient pas oubliés... « Au début de la maladie, dit-il, dé-
« marche vacillante, incertaine. Quelquefois la
« maladie s'arrête là. Mais le plus souvent elle
« fait des progrès, envahit la vessie, le gros
« intestin, les organes des sens et surtout les
« yeux..... »

Et Hufeland eût bien peu laissé à dire aux cliniciens à venir s'il eût donné plus de détails sur les troubles de locomotion et s'il eût vu aussi les cas où les troubles oculaires précèdent les troubles visuels au lieu de les suivre.

De longues années se passèrent avant qu'il fût

(1) J. Cruveilhier (Anat. pathol., t II).
(2) Hufeland, Médecine pratique, article Tabes dorsualis.

rien ajouté aux travaux de Hufeland. Trente ans après parurent les recherches de Romberg (1) sur le *tabes dorsualis*. Les troubles de la vision, l'amblyopie, l'amaurose, et une fois le strabisme interne, furent étudiés avec soin. De son côté, Amberg (2) cherchait à analyser les phénomènes oculo-pupillaires.

En France on vit paraître coup sur coup les écrits de MM. Duchenne (de Boulogne) (3), Voisin, Galezowski, Wecker, etc... Enfin les remarquables leçons professées par M. Charcot (4), à la Salpêtrière, achevaient de faire connaître cette affection intéressante du nerf optique.

(1) Romberg. Lehrbüch der nerven Krankheiten.
(2) Amberg. De Tabe dorsuali, Berolini, 1851.
(3) Duchenne de Boulogne. (Archives de médecine, 1858).
(4) Charcot. Leçons professées à la Salpétrière, 1872.

CHAPITRE II

PATHOGÉNIE.

La cause de l'atrophie du nerf de la deuxième paire n'a pas laissé d'occuper un grand nombre de pathologistes, et les hypothèses n'ont pas manqué pour l'expliquer.

La première idée qui devait s'offrir naturellement aux cliniciens convaincus de l'influence de la sclérose des cordons postérieurs sur l'altération du nerf optique, fut celle de la marche ascendante : « La propagation se fait de bas en haut, de la moelle à la papille. » Mais bientôt les recherches des anatomo-pathologistes et surtout celles de MM. Vulpian et Westphall démontrèrent que toujours la lésion s'arrêtait au bulbe sans jamais le dépasser, et que d'autre part la papille optique était atteinte avant la partie centrale du nerf.

Cette hypothèse se trouve réfutée par l'observation du professeur Cruveilhier. par l'examen anatomique et la marche de l'affection.

Une autre hypothèse a causé beaucoup plus de discussions. Les partisans de cette opinion font intervenir le grand sympathique et le représentent comme le patient dans l'affection oculaire.

De la moelle partent des filets nerveux déliés appelés *rami communicantes*. Ils communiquent avec les ganglions sympathiques par des anastomoses nombreuses. Ces ganglions donnent à leur tour un certain nombre de nerfs se rendant aux vaisseaux. Ce sont les nerfs vaso-moteurs.

Tout le monde connaît les expériences de Pourfour du Petit et surtout celles de M. Cl. Bernard. M. le professeur, Vulpian dans de récentes leçons faites à la Faculté de médecine, les a exposées avec talent. Par la section du grand sympathique, on a immédiatement une paralysie des vaso-moteurs (nerfs constricteurs des dualistiques), et comme conséquence, dilatation des vaisseaux, augmentation de la calorification. — La pupille se resserre, le globe de l'œil s'enfonce dans l'orbite. Si au lieu de sectionner le nerf nous l'excitons au moyen du galvanisme, des phénomènes inverses se produisent. Les vaso-moteurs étant excités se contractent, la pupille se dilate.

Ce que le physiologiste produit avec son scalpel, l'altération protopathique ou deutéropathique du grand sympathique ne pourrait-elle pas l'amener ? Nul doute, dit M. Duchenne (de Boulogne), qui dès 1864 soutenait cette opinion;

oui, le grand sympathique est atteint, il souffre.
Telles sont les conclusions de ce savant physiologiste dans un mémoire lu à la Société de
médecine.

A l'appui de son opinion il a noté (observ. 1)
le rétrécissement de la pupille, puis sa dilatation
pendant les crises chez une femme atteinte depuis vingt-trois ans d'ataxie locomotrice progressive ;... et (observ. 2 et 3) rétrécissement
de la pupille avec augmentation de calorifica
tion et de vascularisation de l'œil, puis dilatation pupillaire pendant les crises avec diminution de la vascularisation.

Ce sont bien là des phénomènes identiques
dans les deux cas, et cette communauté de symptômes paraît devoir donner raison à M. Duchenne. Les désordres viscéraux (observ. 6) rela-
tés dans le même mémoire, les douleurs fulgurantes, dans la région gastrique, les vomissements, tout en un mot semble condamner le
grand sympathique.

De son côté, Eulemburg a noté l'accélération
du pouls produite par la diminution de pression
artérielle, et le dicrotisme habituel chez les tabétiques. Charcot et Rosenthal ont aussi appelé
l'attention sur la fièvre réelle qui existe au début
de l'ataxie locomotrice.

Mais malheureusement pour ceux qui croient
à l'altération du grand sympathique, l'examen

microscopique démontre l'intégrité du nerf de la vie organique. C'est d'abord M. Vulpian, qui devant la Société de biologie vient démontrer, preuves en main, que, dans plusieurs autopsies faites avec le plus grand soin, le grand sympathique et ses ganglions ont toujours été trouvés intacts (1).

Dans quatre observations avec nécropsie, les ganglions cervicaux et abdominaux ont été examinés avec le plus grand soin. Les filets nerveux sympathiques ont été suivis et n'ont pas présenté la moindre altération, bien que les symptômes observés pendant la vie, les vomissements surtout, si souvent répétés chez le sujet de l'observation 3, eussent permis de supposer une altération profonde.

A ces faits on s'est contenté de répondre que la lésion matérielle du nerf grand sympathique n'était peut-être pas nécessaire ; que M. Vulpian lui-même, malgré les résultats négatifs de ses autopsies, n'ose pas conclure à l'intégrité du grand sympathique. En effet, il dit que si les lésions existent, elles sont beaucoup moins visibles soit à l'œil nu, soit au microscope, qu ecelles du système cérébro–spinal (1).

On a enfin donné comme *ultima ratio* l'observation de M. Donnezan, médecin stagiaire au

(1) Vulpian. Archives de physiologie, t. I, p. 148.

Val-de-Grâce. Il s'agit d'un cas d'ataxie locomotrice avec altération du grand sympathique.

Qu'il me soit permis de faire quelques remar-
ques au sujet de cette observation. Bien que
recueillie sous les yeux de M. Laveran, je ne
puis m'empêcher d'exprimer un doute.

Il est dit que lorsque le malade veut porter
sa main sur un objet, il éprouve beaucoup de
difficultés; que lorsqu'il veut boire, il a une peine
considérable à approcher le verre de ses lèvres.

A l'autopsie, on trouve : 1° atrophie du gan-
glion cervical supérieur; 2° sclérose des cordons
postérieurs; 3° noyau de prolifération fibrillaire
dans la couche opto-striée.

Pour mon compte, s'il m'était permis de for-
muler une opinion, je dirais que « *je ne me
refuse pas à admettre un état d'irritation du grand
sympathique, les crises douloureuses étant pro-
duites lors de la surexcitation, surexcitation à
laquelle succéderait une névrolysie plus ou moins
complète avec ses conséquences.* »

En admettant même l'altération constante du
grand sympathique, en faudrait-il conclure que
l'atrophie grise progressive du nerf optique est
sous la dépendance de l'état de souffrance du
nerf de la vie organique? Non! car à cet état
pathologique du sympathique, si état sympathique il y a, succède simplement un état d'hyperémie neuro-paralytique, pour me servir de

l'expression de Schiff lui-même, hyperémie incapable de produire le moindre trouble de nutrition. Le meilleur exemple à en donner est la
congestion et la vascularisation de la conjonctive.
Elles peuvent durer des jours et des semaines,
et jamais les oculistes n'ont vu de production
nouvelle, du pus le matin; etc..., tandis que si
la vascularisation et la congestion étaient sous
la dépendance d'une conjonctivite, il y aurait
des altérations permanentes de la cornée et de
la conjonctive, ce qui n'a pas lieu. L'inflammation peut néanmoins se produire quelquefois
lorsque le malade est débilité profondément.

Une autre raison dont l'importance n'est pas
moindre, c'est qu'il y a dans la science des faits
de paralysie du grand sympathique, et que le
physiologiste peut tous les jours faire la section
de ce nerf comme l'ont fait Pourfour du Petit
et Cl. Bernard. Les vaisseaux sont, dans ce cas,
ce me semble, au maximum de dilatation para-
lytique. L'œil et le nerf optique ont-ils eu quelquefois à en souffrir? Jamais.

Une dernière hypothèse repose sur les expériences physiologiques d'Augustus Waller, de
Londres, et de Schiff. Lorsque le sclérose dans
sa marche ascendante atteint la région cilio-
spinale, centre trophique, centre de nutrition
du nerf optique, celui-ci doit s'atrophier comme
le font les nerfs séparés expérimentalement de

leurs centres nutritifs, et de même que chez ceux-ci l'atrophie marchera de la périphérie au centre, des plaques terminales ou de la papille au centre trophique. Le contenu du tube nerveux se trouble, la substance médullaire devient comme étranglée, puis divisée en segments de largeur variable. Au bout de quelques jours la gaîne de Schwan ne contient plus que de rares gouttelettes graisseuses avec des granulations qui disparaissent à la longue. C'est alors que la gaîne de Schwan revient sur elle-même, que la coloration blanche des fibres nerveuses est détruite et remplacée par un aspect grisâtre. Tel est l'aspect d'un nerf séparé de son centre trophique, tel est bien l'aspect de l'atrophie blanche et non de l'atrophie grise du nerf optique et des cordons postérieurs de la moelle dans l'ataxie locomotrice.

Pour ne faire qu'une objection à cette opinion, nous dirons que bien des fois on a noté la sclérose des faisceaux radiculaires internes, limités à la région dorso-lombaire de la moelle, et dans ces cas le nerf optique a plus d'une fois été trouvé malade. D'autres fois encore on a découvert des amblyopies, des amauroses déjà anciennes avec des douleurs fulgurantes à leur début.

Enfin, pour terminer, nous dirons : ou bien la sclérose a marché parallèlement dans les deux cordons postérieurs, ou bien elle les a frappés inégalement. Dans le premier cas, l'amaurose devrait envahir à la fois et également les deux yeux. Dans le second cas, la sclérose étant plus avancée d'un côté, du côté droit par exemple, le côté gauche, dans la région cilio-spinale, étant intact, il devrait se produire des phénomènes d'hémiopie, à cause de l'entrecroisement partiel des nerfs optiques dans lechiasma.

Quelle explication donnerons-nous à notre tour de l'altération si fréquente du nerf optique chez les tabétiques ? A l'état normal, les nerfs optiques se rapprochent, histologiquement parlant, beaucoup plus de la substance blanche des centres nerveux que tous les autres nerfs. La partie postérieure de ces nerfs ou bandelettes optiques se compose de tubes nerveux justaposés, se continuant à leur origine avec les cellules des tubercules quadrijumeaux. La gaîne névrilématique n'apparaît que sur la partie moyenne. La troisième comprend une enveloppe externe analogue à la dure-mère et une interne. De plus, d'après Leber, on trouve dans leur tissu des cellules conjonctives étoilées et un reticulum fibroïde. Les tubes nerveux qui les composent sont extrèmement ténus, très-déliés et offrant la plus grande ressemblance avec les tubes nerveux de l'encéphale.

Cette analogie nous semble suffisamment expliquer la fréquence de l'altération du nerf optique dans l'ataxie locomotrice progressive.

CHAPITRE TROISIÈME.

ANATOMIE PATHOLOGIQUE.

Je ne songe pas en abordant ce chapitre, dé-
crire d'après mes observations personnelles les
altérations anatomiques du nerf optique. Je n'ai
pas eu l'occasion de faire des nécropsies de tabétiques, et on ne trouvera pas ce fait extraordi-
naire alors que l'on saura que les autopsies sont
sévèrement défendues à Marseille à l'hospice de
la Vieillesse. Et c'est là cependant que viennent
se réfugier une foule de malades intéressants que
la commission administrative appelle des incu-
rables et qu'elle soustrait aux regards des internes
et des étudiants. C'est là que demandent à entrer et viennent mourir un nombre considérable
de malades atteints d'ataxie locomotrice.

D'après les recherches les plus récentes, l'altération du nerf optique est une atrophie grise. A
l'œil nu, le nerf de la deuxième paire se présente
sous l'aspect d'un cordon grisâtre, coloration
identique à celle que présentent les cordons postérieurs sclérosés. Le microscope nous fait voir
que la névroglie subit une transformation fibrillaire. La myéline d'abord, puis le cylinder axis
disparaissent.

La prolifération de la gangue conjonctive pré-
cède-t-elle tout autre phénomène pathologique
et amène-t-elle par compression la mort des éléments nerveux, ou bien la lésion proliférative
de la gangue n'est-elle qu'un épiphénomène?
M. Charcot penche pour cette dernière opinion
et il a proposé de donner à l'atrophie grise le
nom de névrite parenchymateuse.

Pour M. Leber , les altérations essentielles
qu'on rencontre dans la dégénérescence grise
consistent dans une augmentation sensible
du tissu cellulaire (lamineux de Robin) et surtout de ses éléments cellulaires, et dans l'apparition considérable de cellules grumeuses,
rondes et fusiformes qui entourent les vaisseaux
de préférence les plus fins. On a observé (His) de
petits vaisseaux entourés d'une couche de ces
cellules, et cette couche était elle-même délimitée
en dehors par une membrane très-fine, de façon
que le vaisseau court en quelque sorte dans une
gaîne de corpuscules amylacés.

Ce serait mal interpréter l'opinion de Leber
que de croire qu'il admet une prolifération du
tissu cellulaire assez considérable pour amener
la mort par compression du tissu nerveux. Pour
lui, comme pour M. Virchow, il y a simplement
substitution.

Peu différente est l'opinion du professeur
d'anatomie pathologique de Berlin. Lui aussi

admet une substitution pure et simple, et il y a peu de temps encore, loin de croire à la prolifération, il ne parlait que d'un simple état œdémateux de la névroglie.

Les nombreuses cellules grumeuses, qui sont probablement des produits de régression, ne nous autorisent pas à faire de l'atrophie grise des nerfs optiques une névrite chronique. (Absence de prolifération cellulaire considérable, d'accumulation de cellules rondes ou fusiformes entre les faisceaux nerveux, le long et dans la tunique adventice des vaisseaux dont le calibre est diminué considérablement, de dépôts de cholestérine, etc....) Nous devons donc regarder l'atrophie grise comme une lésion *sui generis*, n'ayant son analogue que dans la sclérose du système cérébro-spinal.

Abstraction faite de la gaîne de corpuscules amylacés qui entoure les vaisseaux de la région, ceux-ci restent d'ordinaire intacts. Ils ne sont pas sujets, comme ceux de la moelle dans les mêmes circonstances, à des dilatations considérables et à la sclérose de leurs parois. On trouve bien les parois externes de l'artère centrale de la rétine, quelquefois un peu épaissies, mais cet épaississement est minime.

Von Graefe s'est demandé si dans l'atrophie grise il n'y avait pas deux périodes : une d'irritation, l'autre de prolifération. Pour l'oculiste berlinois, les douleurs fulgurantes de l'ataxie locomotrice, les douleurs de tête qui existent souvent au début pour disparaître à mesure que la lésion progresse, invitent le clinicien à admettre une première période, dite irritative. Pendant quelque temps même on a beaucoup parlé d'hyperémies papillaires indiquant cette première période dite congestive ; mais on est en droit de se demander si l'on n'a pas souvent pris pour pathologique ce qui n'était que physiologique. D'autre part, les douleurs frontales, les lourdeurs de tête, ne sont pas des symptômes assez constants ou assez pathognomoniques. Je n'ai pas besoin de réfuter la dernière preuve donnée par Von Graefe, celle de l'injection conjonctivale pendant l'intervalle des accès. La meilleure raison à lui opposer, c'est que cette congestion disparaît sous l'influence de l'électricité. Comme nous sommes loin de l'inflammation !

CHAPITRE IV.

SYMPTOMES ET DIAGNOSTIC.

Symptomatologie. — « Ce n'est pas encore, quant à présent, dit M. Charcot, dans l'étude histologique qu'il faut chercher des traits distinctifs, car à cet égard il y a une ressemblance très-grande entre l'induration qui se produit dans le nerf optique, comme conséquence de la névrite liée aux tumeurs cérébrales, et l'induration grise de ce même nerf chez les tabétiques. C'est dans la clinique qu'il faut rechercher des données plus positives (1). »

L'invasion du mal est silencieuse. On a noté, comme nous l'avons dit, des douleurs frontales, de la stupeur, etc. ; mais ces symptômes ne sont pas constants : ils appartiennent au reste plutôt à la névrite optique.

C'est généralement, alors que l'ataxie est déjà confirmée, que l'on voit survenir des troubles, tantôt et le plus souvent d'abord monoculaires, tantôt binoculaires ; cependant on cite actuellement un grand nombre de cas où ils ont précédé

(1) Charcot. Leçons sur les maladies du système nerveux.

tous les autres symptômes de l'ataxie locomotrice. Von Graefe en a rencontré deux cas bien évidents. Chez un de ces tabétiques, l'amaurose précéda de longtemps les symptômes de l'affection spinale, de sorte qu'il y avait déjà cinq ans que le malade était complètement aveugle, lorsque apparurent les premières douleurs excentriques auxquelles succéda de près tout le cortége des symptômes propres à l'ataxie locomotrice. Dans l'autre cas, l'affection amaurotique avait déjà duré plusieurs années; cependant l'un des yeux conservait encore un peu de vision, lorsque l'affection spinale montra ses premiers symptômes (1).

M. Charcot croit pouvoir déclarer que la grande majorité des femmes admises à la Salpêtrière comme atteintes de cécité amaurotique offrent tôt ou tard des symptômes d'ataxie. Entre autres faits nombreux qu'il a observés, il cite deux cas remarquables. Chez une femme, la cécité précède de dix ans, chez une autre de vingt-six ans, les douleurs fulgurantes caractéristiques.

J'ai moi-même observé un malade qui, bien que syphilitique, n'avait jamais éprouvé aucune manifestation vénérienne du côté des yeux. Il était complètement amaurotique de l'œil droit, et fortement amblyopique de l'œil gauche en

(1) De Graefe. Leçons sur l'amblyopie et l'amaurose.

1867. Les douleurs fulgurantes n'ont fait leur apparition qu'en 1872. Depuis sept ans, la lésion oculaire du côté droit est restée stationnaire.

Ces faits étant connus, on voit l'importance extrême qu'il y a à bien étudier les symptômes de cette affection singulière du nerf optique, qui est fatalement suivie d'ataxie, qui en est quelquefois le premier symptôme.

Symptômes fonctionnels. — Parmi ces symptômes, nous trouvons trois signes d'une importance capitale : les altérations du champ visuel et de l'acuité de la vision, enfin les troubles chromatiques.

Champ visuel. — On donne le nom de champ visuel à l'espace dans lequel sont compris les objets qui donnent une image nette sur la rétine, alors que l'œil fixe un point. Ses limites ne sont pas normalement égales dans tous les sens, c'est-à-dire que le tracé du champ visuel n'offre pas l'aspect d'une circonférence. La plus éloignée est la limite externe ou temporale, puis vient l'inférieure ou jugale ; la plus rapprochée est l'interne ou nasale.

De tous les procédés employés pour l'étudier, le plus simple est celui qui consiste à placer devant un tableau noir, à un pied environ de ce tableau, le sujet à examiner. On fait une croix avec de la craie au centre de ce tableau, puis on éloigne la craie de ce point central soit en haut,

soit en bas, soit dans une autre direction, en or-
donnant au malade de ne pas quitter de l'œil la
croix centrale, et d'indiquer le moment où il cesse
d'apercevoir distinctement la craie qui s'en éloigne. On marque ce point. On continue ensuite à
éloigner la craie jusqu'à ce que le malade cesse
totalement de la voir. On marque encore ce point.
On détermine de la sorte deux points dans quatre
directions opposées. On recherche alors les points
intermédiaires. On réunit les points les plus rap-
prochés du centre par une ligne courbe. Le cercle
inscrit est le champ de la vision distincte. On
réunit les points excentriques par une deuxième
ligne courbe. L'espace compris entre les deux cir-
conférences marque le champ de la vision confuse. Tout ce qui est en dehors du cercle extérieur
n'est pas visible.

Tous les auteurs ont reconnu que, dans l'atrophie papillaire qui se liait à l'ataxie locomotrice
progressive, le champ visuel commençait le plus
souvent à diminuer en bas et en dedans, c'est-à-
dire du côté nasal. On a dit que la région tem-
porale présentait une plus grande résistance.
Cette localisation, dit von Graefe, a peut-être sa
cause daus la disposition anatomique de l'épanouissement du nerf optique, et aussi à sa manière de fonctionner, car la partie temporale
périphérique du champ visuel qui appartient
exclusivement à l'un des deux yeux correspond

à la portion nasale de l'épanouissement des fibres nerveuses (1).

Généralement, ce n'est qu'au bout d'un temps assez long que le rétrécissement du champ visuel d'un œil atteint le voisinage du point de fixation et souvent même le dépasse, alors que la vue de l'autre œil commence à peine à être affectée. Dans la généralité des cas, en effet, et en vertu d'une cause inconnue, l'invasion de la maladie est séparée dans les deux yeux par un nombre d'années souvent considérable, tandis qu'elle a lieu successivement et rapidement dans d'autres cas.

On doit toujours, dans les cas d'ataxie loco-motrice, suivre le judicieux conseil de von Graefe. Cet ophthalmologiste engage beaucoup à examiner souvent le champ visuel des deux yeux chez ces malades, alors que la vision binoculaire est encore intacte; et dans les cas d'invasion monoculaire, à toujours rechercher l'état périphé-rique de la vision de l'œil supposé sain. Si dans le premier œil atteint, le rétrécissement s'est mon-tré en dedans et en bas, il faut aussi dans le second surveiller ce point avec une attention extrême. Il en est de même pour la partie tem-porale, quand la maladie a débuté par un rétré-cissement temporal.

(1) De Graefe. Leçon sur l'amaurose, page 143.

Acuité de la vision. — Pendant que le champ visuel se rétrécit au point de ne plus mesurer que quelques degrés, la vision centrale ne reste pas intacte.

D'après M. Giraud-Teulon, on convient de regarder comme ayant une acuité visuelle égale à 1, tout individu qui lit le n° 1 de l'échelle typographique à un pied de distance. Donders a donné une formule générale : S étant l'acuité, D la distance, N le n° lu, on a : $S = \dfrac{D}{N}$.

L'acuité de la vision diminue progressivement et rapidement dans l'amaurose tabétique. Petit à petit, le malade arrive à ne plus distinguer que les numéros élevés de l'échelle, puis la vision distincte disparaît. Je n'ai pas rencontré de troubles visuels plus avancés chez les ataxiques que j'ai examinés ; mais on trouve dans les auteurs des observations établissant que chez certains il ne restait plus que la perception assez confuse de la lumière, et que chez d'autres, pour nous servir de la belle expression de von Graefe, la lumière solaire elle-même était incapable de ranimer un reste d'activité.

Troubles chromatiques. — On rencontre souvent chez les tabétiques des aberrations chromatiques remarquables. Ces troubles auraient, selon MM. Galezowski et Benedikt, quelque chose de spécifique. Cette achromatopsie particulière serait caractérisée : 1° par la perte de la notion des teintes secondaires (1 et 5 de l'échelle de M. Galezowski) ; 2° par la perte de la notion du rouge et du vert, la notion du jaune et du bleu persistant, au contraire, à un haut degré et pendant longtemps.

Malgré l'autorité de MM. Benedikt et Galezowski, nous ne pouvons accorder assez d'importance à cette achromatopsie, pour la faire pathognomonique de l'amaurose tabétique.

Et d'abord comment se fait normalement la perception des couleurs ? Admettant que c'est dans les cônes que se fait leur perception et leur localisation, on a dit que les rayons colorés en frappant une des faces du cône, subissaient une déviation. Dans les cônes de la rétine les rayons rouges sont les moins déviés ; par conséquent ce sont les moins éloignés de l'axe du cône. Les violets étant les plus déviés se trouvent concentrés plus loin de l'axe et séparés des rayons rouges par l'orangé, le jaune, le vert, le bleu et l'indigo. On a donc supposé les cônes composés d'une partie centrale creuse contenant l'expansion nerveuse terminale et sept couches coniques creuses emboîtées les unes dans les autres. Que l'une de ces couches soit altérée, supposons la plus centrale. Les rayons rouges arrivant sur elle ne pourront pas passer ; d'où cécité du rouge.

Ces faits physiologiques étant connus, étudions

le daltonisme chez les tabétiques et dans les autres affections oculaires. Disons d'abord que bien des daltonistes ont leur nerf optique sain ; pour n'en donner qu'un exemple, nous citerons le physiologiste Dalton et son frère. D'après Kelland 1ᵢ50 des adultes sont frappés d'achromatopsie : c'est dans 99ᵢ100 des cas sur le rouge et le vert que porte l'altération du sens visuel.

Généralement quand la dyschromatopsie ne porte pas sur le vert et le rouge elle porte sur des couleurs complémentaires. (Violet et jaune par exemple.)

Ainsi donc les troubles chromatiques existent souvent chez des individus sains, et ce sont les couleurs rouge et verte qui sont généralement confondues ou non vues. Passons aux tabétiques :

1.º Pastorino (Joseph), 67 ans, hôpital de la Conception, Marseille, ataxie à la première période. Début des douleurs fulgurantes mai et juin 1857. Début des troubles visuels 1859 ; papille droite atrophiée totalement. $S = \dfrac{1}{16}$

Papille gauche atrophiée en haut en dehors $S = \dfrac{1}{4}$.

Distingue le rouge. Le vert est gris confond le violet et le bleu.

2° Format (Louis), 54 ans, hôpital Conception, ataxie à la deuxième période. Début des douleurs fulgurantes, octobre-novembre 1872 ; des troubles de coordination, mai 1873.

En juillet : œil droit, diminution légère du champ visuel, $S = \dfrac{1}{3}$;

OEil gauche, normal. Point de signes ophthalmoscopiques.

En octobre, œil droit, $S = \frac{1}{5}$; légère atrophie à la
partie externe de la papille.

OEil gauche, normal.

Pas de dyschromatopsie.

3° Rofour (Jean), 39 ans, hôpital de la Conception.
Début des douleurs fulgurantes 1864 ; début des troubles
de coordination, juillet 1868, des troubles visuels 1869.

OEil droit, $S =$ approximativement $\frac{1}{10}$; Atrophie|pres-
que totale, champ visuel très-limité surtout en bas et en
dedans.

OEil gauche $S =$ approximativement $\frac{1}{5}$; Papille normale ; champ visuel rétréci en bas et en dedans.

(S. n'est pas exactement déterminé, car Rofour ne sait
pas lire).

*Ne distingue pas les teintes 1 et 5 de l'échelle de M. Gale-
zowski ; confond le vert et le rouge ; le rouge avec le violet ;
le gris clair est blanc.*

4° Siladino (Etienne), hôpital de la Conception. Début
des douleurs fulgurantes 1864, des troubles de coordination 1866 (à la suite d'une frayeur étant de grand-garde
pendant la campagne contre l'Autriche) ; troubles visuels,
avril-juin 1872.

OEil gauche, champ visuel diminué en bas et en dedans.
$S \quad \frac{1}{9}$.

Papille atrophiée dans sa partie supérieure.

Papille droite $S = \frac{1}{3}$. Champ visuel normal; papille
rosée.

Pas de dyschromatopsie.

5º Magnien (Antoine),66 ans, hôpital de la Conception. Début des douleurs fulgurantes, 1848; des troubles de coordination, 1857 ; paralysie depuis 1871. Cystite ulcéreuse; atrophie des muscles des membres inférieurs.

OEil gauche, champ visuel très-rétréci en dehors et en bas. $S = \dfrac{1}{7}$.

Papille gauche atrophiée dans toute l'étendue des deux zones externes.

OEil droit, champ visuel très-limité $S = \dfrac{1}{18}$. Papille atrophiée totalement, à reflet blanc-bleuâtre.

Ne perçoit que la différence entre les couleurs foncées et les couleurs claires : les unes pour lui sont noires, les autres, gris-perle.

6º Chlorinthe (Marie), 47 ans, Hôtel-Dieu. Début des douleurs fulgurantes 1867; des troubles de coordination, mai 1870 ; Pas de troubles visuels.

Pas de troubles chromatiques (communiqué par X. Jourdan, interne à Marseille).

7º Mme X..., (Joséphine). Début des douleurs fulgurantes 1862 ; des troubles de coordination, juin-juillet 1866.

OEil droit, champ visuel rétréci dans toute la région nasale. $S = \dfrac{1}{6}$, papille atrophiée surtout à la partie inférieure.

OEil gauche $S = \dfrac{1}{4}$, papille normale.

Pas de troubles chromatiques.

8º Matheron (Joseph), 43 ans. Hospice de la Charité. Marseille. Début des douleurs fulgurantes? des troubles de coordination, septembre 1864. Troubles de la vue 1866. Marche rapide.

OEil droit; cécité presque complète. Papille totalement atrophiée, d'un blanc jaunâtre.

OEil gauche; champ visuel borné à la vision directe. $S = \dfrac{3}{10}$, papille atrophiée à la partie inférieure et externe.

Confond toutes les couleurs claires (n₀ 1 et 5 de l'échelle). *Le violet foncé est pour lui du rouge. Le vert est bleu. Le rouge mis à côté du violet lui paraît être une couleur différente, mais il ne sait laquelle.*

9₀ Figuière (Laurent), 67 ans. Hospice de la Charité, Marseille. Début des douleurs fulgurantes, des troubles de coordination 1865.

OEil gauche, diminution du champ visuel $S. = \dfrac{1}{4}$, papilles normales.

OEil droit, pas de troubles fonctionnels.
Confond le rouge, le vert, le violet. Distingue parfaitement les autres couleurs.

10° Michel (Alphonse), hôpital de la Conception. Début des douleurs fulgurantes 1864; des troubles de coordination 1870.

OEil droit, champ visuel très-rétréci, surtout à la partie externe. $S = \dfrac{1}{4}$, papille nacrée.

OEil gauche, champ visuel rétréci uniformément. $S = \dfrac{1}{4}$, papille nacrée, à reflets bleuâtres en certains points.
Ne reconnaît pas le vert qui paraît jaune clair. Distingue les autres couleurs. Hésite sur l'orangé.

11° Muller (Jean) 62 ans, hospice de la Charité, Marseille. Début des douleurs fulgurantes 1868; des troubles de coordination 1872. Troubles de la vision mars-avril 1870.

OEil gauche, papille atrophiée irrégulièrement, mais

dans toute la zone externe; champ visuel très-rétréci.

OEil droit, papille blanche nacrée; champ visuel très-rétréci (le malade ne sait pas lire). S=approximativement $\frac{1}{8}$ à $\frac{1}{10}$.

Ne reconnaît aucun vert, aucun rouge. Ne distingue pas les couleurs orangé et violet clair.

Comme conclusion : *la loi n'est pas sans exception, et ces exceptions sont peut-être aussi fréquentes que la règle.*

En dernier lieu, il n'y a pas que dans l'atrophie grise dépendant de l'ataxie locomotrice où l'on trouve les daltonisme acquis pour le rouge et le vert surtout.

Le malade de M. Dolbeau (1) (atrophie du nerf optique par compression) ne distingue pas le rouge et le vert. Dans presque toutes les atrophies du nerf optique, il en est de même, et la couleur verte disparaît souvent la première.

Mais ce n'est pas seulement dans les atrophies du nerf de la deuxième paire, mais encore dans les rétinites et les choroïdites que ces faits s'observent.

Fournelot (Aymar), hôpital Conception. Rétinite albuminurique.

Confond le vert et le rouge. Distingue sans hésitation les autres couleurs.

Louise X..., Marseille. Glaucôme.

Le vert paraît bleu cendré. Ne distingue pas le violet du rouge.

(1) Dolbeau. Clinique chirurgicale.

Il me serait possible de multiplier ces exemples. De ces faits je conclus que, si dans les atrophies du nerf optique, la dyschromatopsie à forme particulière indiquée par M. Galezowski, est plus fréquente peut-être que dans les autres affections de l'œil, elle n'est ni constante ni pathognomonique ; qu'on la rencontre quelquefois dans les maladies de la rétine et de la choroïde ; enfin qu'elle n'est pas incompatible avec un œil normal.

Symptômes ophthalmoscopiques. — Le miroir d'Helmholtz va nous révéler des phénomènes non moins intéressants que ceux dont nous venons de parler. L'examen ophthalmoscopique doit suivre toujours l'examen des fonctions visuelles et les lésions soupçonnées parfois reconnues par l'étude des altérations du champ visuel, de l'acuité de la vision, de la perception des couleurs doivent être contrôlées, l'ophthalmoscope à la main. Cependant l'absence de symptômes atrophiques à l'ophthalmoscope ne devra pas entretenir trop de sécurité, si nous observons des troubles fonctionnels bien marqués. Souvent il arrive que les phénomènes papillaires mettent un temps considérable pour se manifester et que les symptômes fonctionnels indiquent une vision déjà bien compromise, alors que l'ophthalmoscope ne nous montre rien ou presque rien ; tandis que d'autres fois les symptômes marchent de pair, et quelques semaines suffisent pour voir l'atrophie s'étendre à toute la papille.

Tel est le cas du nommé Louís Dur..., couché au n° 13 de la salle Saint-Honoré (Hôpital de la Conception, Marseille).

D... est un homme de 44 ans, forgeron, d'une constitution assez robuste. Il s'est marié à 27 ans, et il est père de 3 enfants. Ce malade n'accuse pas de maladies antérieures ; il n'a pas d'antécédents syphilitiques.

Septembre-octobre 1871. Des douleurs fulgurantes et périorbitaires tourmentent fort le malade; il dit avoir louché à cette époque pendant trois semaines. A l'heure actuelle il ne présente pas de strabisme. Un seul accès de douleurs fulgurantes, intermittentes, qui durent huit jours.

Août 1872. Apparition des troubles de locomotion. Ils vont en augmentant jusqu'en mai 1873. Quelques nouvelles crises l'obligent à entrer à l'hôpital. Il se plaignait de douleurs gastralgiques intermittentes suivies de vomissements alimentaires, puis bilieux et souvent striés de sang.

14 juin 1873. Les crises gastriques ont cessé. La démarche de ce malade est incertaine; il croit marcher sur un tapis en marchant sur le sol ; il se refuse à avancer les yeux fermés, et il lance ses membres dans l'espace sans ordre et sans pouvoir commander à ses mouvements lorsqu'on lui bande les yeux et qu'on lui ordonne de changer de place. Sa force musculaire est intacte.

OEil droit : champ visuel normal. Acuité de la vision conservée ; pas de troubles chromatiques; papille blanc-rosé.

OEil gauche : champ visuel diminué en bas et en dehors. S $=\frac{1}{5}$, pas de troubles chromatiques, pas de signes ophthalmoscopiques.

1ᵉʳ septembre. OEil droit : normal.

OEil gauche : champ visuel diminué en bas et en dehors $S = \frac{1}{7}$, pas de dalitonisme. Papille offrant sur ses bords une bande de quelques millimètres d'épaisseur d'une couleur blanc mât.

16 octobre, œil droit normal.

OEil gauche : champ visuel diminué concentriquement, mais surtout en bas et en dehors S $\frac{1}{9}$. La partie supérieure et externe de la pupille est d'un blanc nacré caractéristique.

Il en est de même de la partie externe. Dans l'autre partie de la papille la lésion n'a pas progressé depuis le 1ᵉʳ septembre. Le malade quitte l'hôpital à la fin du mois d'octobre.

21 février 1874 (communiqué). L. Dur... n'y voit plus de son œil gauche. Le droit est toujours totalement indemne.

En résumé : dans l'espace de sept mois le malade perd totalement son œil gauche : son œil droit reste intact.

Les modifications papillaires que l'ophthalmoscope nous révèle sont au nombre de quatre :

1° *Reflet blanc intense de la papille.* A la coloration rosée succède peu à peu une coloration d'un blanc mat. Le contraste de la couleur de la papille avec celle de la choroïde devient plus frappant, et la ligne qui indique la limite de ces deux parties semble plus tranchée. Cette coloration blanchâtre tient moins à la disparition des vaisseaux qu'à la substitution du tissu cellulaire au tissu nerveux, et surtout qu'à la formation de cette gaîne à cellules granuleuses et amylacées qui les entoure. Les seuls encore qui cessent d'être vus sont ceux que M. Galezowski appelle nourriciers du nerf optique et qui sont, suivant lui, sans communication avec l'artère centrale de la rétine. Ce sont des vaisseaux méningés ou cérébraux qui arrivent à la papille avec la gaîne interne. La vascularisation de la papille dépend donc de celle des centres opto-striés (1).

2° *Opacité de la papille*. Avec le changement de couleur coïncide un changement de transparence du tissu de la papille. Il devient impossible de poursuivre les vaisseaux centraux, comme on le faisait avant l'altération, jusqu'à une certaine profondeur. La cause est la même que celle qui produit la couleur nacrée.

3° *La papille ne s'affaisse pas*. C'est à M. von Wecker que revient l'honneur d'avoir établi ce caractère. Au Congrès d'ophthalmologie de 1868, il a insisté sur la rareté de l'excavation par affaissement dans les cas d'amaurose tabétique. M. Leber s'opposa à sa manière de voir ; mais on est obligé de reconnaître que les arguments que Leber a fournis ne sont que la consécration des vérités établies par M. Wecker. En effet, dans les trois cas de dégénérescence grise qu'il a observés

(1) Galezowski. Maladies des yeux, p. 509-560.

Perreymond. 3

et décrits avec tant de soin, dans le premier la surface de la papille est faiblement excavée; dans le deuxième il note une faible excavation centrale; enfin dans le troisième cas le niveau de la papille ne s'éloigne en rien de l'état normal (1).

Ce défaut d'affaissement de la papille est si caractéristique pour M. de Wecker qu'il ne croit pas trop hasardé de dire que dans tous les cas où la papille ne montrait pas avant la maladie d'anomalies physiologiques très-accusées, les changements d'aspect qu'imprime à la section nerveuse la dégénérescence grise, sont assez caractéristiques pour qu'on puisse, à l'inspection ophthalmoscopique seule, poser le diagnostic d'ataxie locomotrice progressive (2).

4° *Etat des vaisseaux.* Le calibre de l'artère centrale de la rétine et des veines qui l'accompagnent, reste longtemps normal. Nous avons dit que les vaisseaux qui disparaissaient les premiers étaient les artères et les veines nourricières du nerf, et nous avons indiqué le mécanisme de cette oblitération. Dans l'atrophie blanche, au contraire, la décoloration et la diminution de calibre des vaisseaux marchent de pair.

Diagnostic. — A bien considérer nous n'avons que l'atrophie blanche et la névrite optique à la

(1) Klinik Monastbl., t. VI, page 312.
(2) Wecker et Jæger. Maladies du fond de l'œil.

période atrophique qui puissent être confondues avec la dégénérescence grise tabétique. L'anémie papillaire est facile à reconnaître. En effet, bien que la coloration grisâtre que présente la papille anémiée ressemble beaucoup à la papille tabétique, l'absence complète de vaisseaux ne devra pas laisser de doute. Ajoutons l'anémie rétinienne qui l'accompagne ordinairement, et qui peut être d'un grand secours pour le diagnostic.

L'atrophie papillaire peut aussi survenir à la suite d'embolie de l'artère centrale de la rétine. L'apparition brusque des accidents et la coïncidence d'une affection cardiaque ou vasculaire, d'une dyscrasie inopectique, etc..., feront reconnaître la nature de l'affection. Il peut y avoir eu aussi formation sur place d'un caillot qui bouche le calibre de l'artère rétinienne. A l'examen ophthalmoscopique les vaisseaux se présentent vides et sous forme de fines lignes blanchâtres (Follin). On peut même quelquefois constater directement la présence du caillot obturateur (1).

Les amauroses glycosuriques et brightiques ont des caractères si tranchés qu'il est impossible de les confondre avec l'atrophie du nerf optique chez les tabétiques. Quant à la névrite, la périnévrite optique et l'atrophie blanche, la décision n'est pas toujours aussi facile.

(1) Follin. Leçons sur l'exploration de l'œil, page 214.

Les signes ophthalmoscopiques de la neuro-
rétinite à la première période (de congestion)
sont les suivants : papille représentée par une
tache opaque d'un gris pénétré de rouge ou de
jaune. Les vaisseaux sont anormalement dilatés;
la papille à l'ophthalmoscope binoculaire paraît
gonflée, hypertrophiée et faisant quelquefois au
fond de l'œil une saillie considérable.

A la deuxième période, la tuméfaction de la
pupille est moindre. Le tissu rétinien et péripapil-
laire n'est plus infiltré, les vaisseaux ont perdu
leur volume normal, la papille a subi la dégénérescence atrophique et est devenue blanche
opaque ; mais ce qui différencie cette atrophie de
toutes les autres, c'est que les contours de la
papille ne recouvrent presque jamais leur netteté; ils sont aussi très-irréguliers, et un nuage
très-léger en atténue les contours. La marche
est très-rapide, et le malade perd très-rapide-
ment la vue, ou bien il y a guérison.

Le diagnostic d'atrophie blanche est généralement plus difficile. On donne le nom d'atrophie
blanche à une maladie qui a pour conséquence la
disparition d'une partie des éléments du nerf optique, autant des tubes nerveux que du tissu con-
jonctif. Cette lésion est fréquente à la suite des mé-
ningites de la base, d'exostoses et de tumeurs cérébrales à marche lente. Ce sont les mêmes causes
qui donnent lieu aussi à la névrite optique, et

qui produisent tantôt l'une, tantôt l'autre ; un
développement rapide donnera lieu à la névrite
et à la périnévrite, une marche lente à une atrophie blanche. Les signes de l'atrophie simple
sont :

1° Décoloration de la papille : les éléments
nerveux et conjonctifs disparaissent, les capil-
laires s'oblitèrent, et on a une coloration d'un
blanc sale, et non pas la papille à reflets cha-
toyants comme dans l'atrophie grise. Il n'y a jamais surtout ce reflet bleuâtre que nous rencon-
trons si souvent dans l'atrophie tabétique. Je
sais bien que, dans les degrés très-avancés de
l'atrophie blanche, le nerf optique prend à l'i-
mage renversée un aspect tendineux. Cela pro-
vient de ce qu'à une certaine époque l'anneau
sclérotical et la lame criblée sont plus ou moins
complètement mis à nu, et montrent à cause de
la facilité avec laquelle change l'éclairage à
l'examen à l'image renversée, un léger chatoie-
ment (1).

Un signe différentiel d'une grande importance se trouve, comme nous l'avons déjà dit,
dans l'état des vaisseaux. Enfin MM. Wecker et
Jæger insistent sur l'excavation, nulle dans
l'atrophie grise, considérable dans l'atrophie
blanche.

(1) Wecker et Jæger, loc. cit.

CHAPITRE V

MARCHE. — PRONOSTIC.

Marche. — La maladie, dit von Græfe, est progressive comme dans la moelle, et elle envahit de proche en proche une partie quelquefois considérable du nerf optique. Cependant on connaît des cas assez nombreux aujourd'hui, dans lesquels on a vu la lésion s'arrêter pendant un temps parfois assez long dans le nerf optique, sans qu'il fût prouvé que la lésion spinale ait éprouvé, elle aussi, un temps d'arrêt. Von Græfe (1) raconte qu'une malade qu'il avait soignée pour une amaurose de cause spinale conservait encore, au moment où il l'examinait, une acuité de la vision égale à celle qu'il avait constatée chez elle huit ans auparavant. Le champ visuel n'avait subi, lui aussi, aucune modification depuis cette époque.

Malheureusement, c'est lorsque l'amblyopie est déjà très-prononcée que la maladie entre dans une période stationnaire. C'est le cas de la malade de von Græfe, c'est le cas de tous les ataxiques chez qui la lésion subit un temps d'arrêt

(1) Voir Graefe, loc. cit.

sous l'influence d'une cause qui nous échappe.

La sclérose s'étend, avons-nous dit, de la papille vers les corps genouillés qu'elle ne dépasse jamais; sa marche est donc centripète. Dans le nerf elle marche aussi de la périphérie au centre dans quatre-vingt-dix-neuf cas sur cent. C'est ordinairement sous la forme de petits îlots, très-rapprochés les uns des autres et en contact avec la partie périphérique du nerf, que se montre la lésion. Ces petits îlots, de forme irrégulière, se joignent les uns aux autres, et par envahissement progressif ils conduisent à une atrophie complète si un heureux concours de circonstances n'entrave pas leur marche. L'anatomie normale et pathologique nous explique la marche centripète de l'atrophie grise. Nous avons décrit les vaisseaux du nerf optique et indiqué le rôle de chacun. Les artères et les veines sont plus nombreuses au centre qu'à la périphérie. Bien qu'elles ne présentent pas d'altération bien considérable de calibre, on peut affirmer qu'elles souffrent. Je n'en veux pour preuve que l'épaississement, rare il est vrai, de la tunique adventice et les corpuscules amylacés qui se trouvent dans leur voisinage.

La nutrition devient alors moins parfaite, et c'est dans les points les moins vasculaires que l'atrophie se montre d'abord. Cependant on a noté qu'il n'en était pas toujours ainsi et que souvent l'atrophie s'étendait de préférence à la partie inférieure et interne.

Ce qui n'a pas été indiqué, c'est le fait de l'atrophie débutant à la fois par la partie centrale et la partie périphérique. Mon ami, le docteur Foëx, a bien voulu me communiquer un fait de ce genre. La lésion a été fidèlement reproduite par la planche qui se trouve à la fin de ce travail. La malade, qui fait le sujet de cette observation, présente une ataxie locomotrice arrivée à sa deuxième période.

Emilie Mailhé âgée de 44 ans. Ordinairement bien réglée, mère de dix enfants (quatre se sont présentés par l'épaule et un cinquième a dû être extrait par morceaux), sur dix enfants, huit sont morts en bas âge ; le neuvième est épileptique.

En février 1872, elle se plaint de douleurs dans les lombes et dans les jambes. Elle a de la fièvre, son imagination s'exalte et elle rentre à l'infirmerie protestante. Au bout de quelques jours, elle en sort un peu soulagée.

En décembre de la même année, à la suite d'une imprudence pendant ses règles, elle est saisie de frissons et de douleurs abdominales très-violentes avec vomissements et ballonnement du ventre. La pelvimétrite se calme au bout de quelques jours. Deux semaines après, hémorrhagie utérine, qui dure huit jours. La menstruation, qui jusqu'en février avait été régulière, présente des écarts considérables.

Un an après le début de tous ces accidents, en février 1873, une nouvelle métrorrhagie, durant également huit jours affaiblit beaucoup la malade. Elle se plaint de douleurs vagues dans les membres et surtout dans la région lombaire. Sa vue est un peu affaiblie et se fatigue vite.

Le 3 avril, nouvelle métrorrhagie des plus intenses. Elle dure trois jours. Le 5, la malade a une attaque d'hystérie des plus caractérisées.

Le 6 , diminution de la métrorrhagie; nouvelle attaque d'hystérie.

Le 11 avril, l'examen par le toucher et le spéculum ne démontre rien de particulier, sinon une légère augmentation de volume du col utérin.

Le 4 juin, la malade a une attaque. On constate un notable affaiblissement des membres droits. La sensibilité est amoindrie du même côté. Il n'y a pas de déviation ni de la face ni de la langue. Ces troubles diminuent les jours suivants, et la malade se met à travailler, bien qu'avec peine.

Le 26 juin, nouvelle métrorrhagie. Le caractère est devenu très bizarre, elle a de véritables absences. La métrorrhagie cède encore cette fois au bout d'une semaine.

Alors des douleurs ayant l'apparence de douleurs névralgiques tourmentent la malade. Elles siégent dans la moitié droite de la face, surtout autour de l'œil droit. La pression dans les points sus et sous orbitaires amène une exaspération marquée. Elle accuse aussi des douleurs en ceinture analogues à des éclairs, et d'autres douleurs de même espèce suivant le trajet du nerf crural et contournant l'articulation fémoro-tibiale. Le sulfate de quinine uni à la valériane réussit à les diminuer un peu.

Le 5 août l'amélioration est considérable, et la malade ne conserve plus que quelques douleurs lombaires.

9 septembre. Aux douleurs dans la région rénale s'ajoutent des douleurs lancinantes dans les poignets et dans les pieds. La marche n'est pas trop difficile quand les yeux sont ouverts. Cependant il y a une remarquable hésitation dans les mouvements quand la malade tourne sur elle-même. Les yeux fermés elle est incapable de marcher : elle lance les pieds de tous côtés et tombe quand on ne la soutient pas. La force musculaire n'est pas sensiblement diminuée excepté dans les membres du côté

droit, moins vigoureux que leurs congénères. Le sol est mal senti, surtout par le pied droit, et il éprouve la même sensation que s'il appuyait sur un tapis épais. Le côté droit présente une hyperesthésie manifeste, le sein est le siége de douleurs lancinantes. La langue ne présente pas la moindre déviation, les mouvements en sont très-libres, on ne constate pas le moindre embarras de la parole.

Depuis quelque temps la vue a beaucoup baissé et se fatigue très-vite. La malade a rencontré sa sœur et ne l'a pas reconnue ; ce n'est que lorsqu'elle a été face à face qu'il lui a été possible de la distinguer. Le front et les tempes sont le siége de douleurs très-violentes, à peu près continues, et donnant la sensation d'un cercle de fer comprimant cette région. Les mouvements des yeux sont conservés ; on note seulement un peu de paresse du muscle droit interne du côté droit.

Le 11 septembre, œil gauche. Le champ visuel a conservé sa forme normale, mais ses dimensions sont réduites dans des proportions énormes. Les diamètres sont réduits à 1/13 des diamètres du champ visuel normal.

OEil droit. Le champ visuel est déformé. Il a sensiblement la forme d'une ellipse à grand axe parallèle au plan médian du corps. Les diamètres sont réduits les uns à 1/5, les autres à 1/8 de leurs dimensions normales.

L'acuité visuelle ne peut être déterminée exactement, la malade ne sachant pas lire ; on peut toutefois affirmer qu'elle est assez considérable, la malade ne pouvant distinguer des objets d'un petit volume.

Les couleurs sont parfaitement distinguées ; la malade reconnaît sans hésitation le bleu, le jaune, le rouge, le vert. Cette dernière couleur à la vérité lui paraît un peu plus foncée qu'elle ne l'est reellement.

Examen ophthalmoscopique. OEil gauche. Les milieux réfringents sont très-transparents et le fond de l'œil apparaît avec netteté. Les vaisseaux centraux sont normaux dans leur aspect, les veines ont un calibre peut-être un peu plus considérable que d'ordinaire. On ne peut

poursuivre les vaisseaux dans l'intérieur du nerf optique;
ils paraissent nettement limités à la surface de la papille.
Celle-ci est divisée en trois zones : l'une centrale est
blanche, nacrée; une deuxième est rosée, la plus externe
enfin est encore blanche et semblable à la première
comme coloration. Les bords de cette troisième zone sont
très-nettement limités (figure 1).

OEil droit. Vaisseaux normaux, papille d'un gris sale
dans toute son étendue, bien limitée (Dr. Foëx).

Cette observation est remarquable à plus d'un
titre. La marche de l'atrophie, débutant à la fois
par la périphérie et par le centre, nous montre
que la loi de la marche centripète n'est pas sans
exception. — Nous sommes frappés ensuite de la
fréquence des métrorrhagies. C'est la deuxième
fois que ces hémorrhagies utérines répétées chéz
des tabétiques se présentent à mon observation.
Je n'ose pas affirmer qu'elles soient sous la dépendance de l'ataxie locomotrice, mais je suis
porté à le croire.

Pronostic. — Que peut-il être, sinon mauvais ?
— Cependant il ne faut pas s'en exagérer la gra-
vité. Nous avons vu que l'affection subissait
quelquefois un temps d'arrêt. On sait aussi que
des tabétiques atteints de cécité complète consé-
cutivement à l'atrophie grise, ont recouvré peu
à peu une certaine acuité visuelle, et cependant
leurs papilles sont demeurées blanches, bleuâtres, nacrées, et l'ophthalmoscope n'a pu indi-

quer les changements qui s'étaient opérés dans les nerfs de la deuxième paire.

L'anatomie pathologique a été plus heureuse. Un habile micrographe, M. Charcot, nous a donné l'explication de ces faits. Invoquant certains cas de paraplégies consécutives à la compression de la moelle dans le mal de Pott, il explique ces guérisons par la production de cylindres d'axes ramifiés à leurs deux extrémités. A l'autopsie d'une femme qui, depuis deux ans, était guérie d'une paraplégie produite par une compression médullaire, on trouva la moelle coupée au niveau du point comprimé. Ses deux tronçons étaient réunis par un petit pont de couleur grise. A la périphérie de ce pont, on trouvait du tissu lamineux et au centre quelques rares tubes nerveux. Les fonctions s'étaient complètement rétablies, et il ne restait plus la moindre trace de la paraplégie antérieure.

Un oculiste de Lyon, M. Gayat, a appliqué heureusement ces données aux cas d'atrophies grises du nerf optique guéries ou améliorées. « N'avons-nous pas, dit-il, les centres optiques d'une part, la rétine de l'autre ? Ne peut-il pas se développer dans le cordon atrophié qui les réunit des fibres nerveuses ramifiées à leurs deux extrémités (1) ? » Bien que ce soit là une hypo-

(1) Lyon médical, n° 15 (20 juillet 1873).

thèse, comme le dit, du reste, lui-même M. Gayat, on ne peut s'empêcher de reconnaître l'analogie frappante entre la rétine et les couches optiques d'un côté, les deux tronçons de la moelle de l'autre, au point de vue de la régénération des tubes nerveux.

On trouve dans les *Annales d'oculistique* de 1871, six à sept faits de perte totale de la vision avec retour d'une partie des fonctions visuelles au bout d'un certain temps, la papille conservant toujours son éclat blanc bleuâtre. Le petit nombre de fibres nerveuses régénérées explique pourquoi l'examen ophthalmoscopique est muet.

Il résulte de ces faits que, si dans la majorité des cas, le pronostic est très-fâcheux et conduit à la cécité, il arrive quelquefois que la lésion s'arrête, d'autres fois qu'elle rétrograde. Le praticien doit toujours avoir présent à l'esprit l'idée d'une guérison possible, et il doit tout tenter pour l'obtenir. Malheureusement, bien souvent la thérapeutique est impuissante !

CHAPITRE VI.

TRAITEMENT.

Dans le cas qui nous occupe, comme dans presque toutes les maladies du fond de l'œil, les res-
sources de la thérapeutique sont bien limitées.
Nous ne sommes cependant pas de l'avis de certains oculistes qui, pensant qu'il n'y a aucune
médication efficace, ne font rien du tout.

L'absence d'altération des nerfs moteurs oculaires, constatée maintes fois, alors que précé-
demment ils avaient été paralysés, nous montre
qu'avant la phase d'atrophie, il en est une autre
dans laquelle la substance nerveuse n'est pas
encore matériellement affectée. Même dans le
cours de cette période, M. Charcot a trouvé des
tubes nerveux en voie de régénération.

Se fondant sur les signes d'une inflammation
à la première période, certains pathologistes ont
proposé les vésicatoires volants sur le front et à
la nuque. Quelques malades en ont retiré de bons
résultats.

Le nitrate d'argent n'a pas été bien efficace,
et bien des malades ont pris des doses considérables de sel d'argent sans voir leur amaurose
diminuer.

La strychnine et la noix vomique, employées si fréquemment dans les affections de la moelle, ont été mises en usage.

M. Fano a proposé de badigeonner le pourtour de l'orbite avec un liniment iodo-strychné.

M. Gori, d'Amsterdam, vante outre mesure les préparations de noix vomique, prises à l'intérieur, contre les amauroses de cause spinale. D'autre part, M. Jabez Hoog, dans une note insérée dans *The medical press and Circular*, conteste les opinions trop arrêtées de Nagel, de Tubingen, et surtout de Chisolm, de Baltimore. Ce clinicien croit à juste titre que les succès résultant de l'emploi de la strychnine ne sont explicables que s'il s'agit d'atrophies consécutives à la névrite.

Benedickt, de Vienne, prétend avoir retiré de grands avantages de l'application de courants continus le long de la colonne vertébrale.

M. Onimus, de son côté, n'a pas obtenu la guérison; mais la vue a été sensiblement améliorée par l'électrisation des ganglions cervicaux du grand sympathique.

Hart et les Anglais ont préconisé l'emploi continu de la glace le long de la colonne vertébrale.

A. PARENT, imprimeur de la Faculté de Médecine, rue M le-Prince. 31.

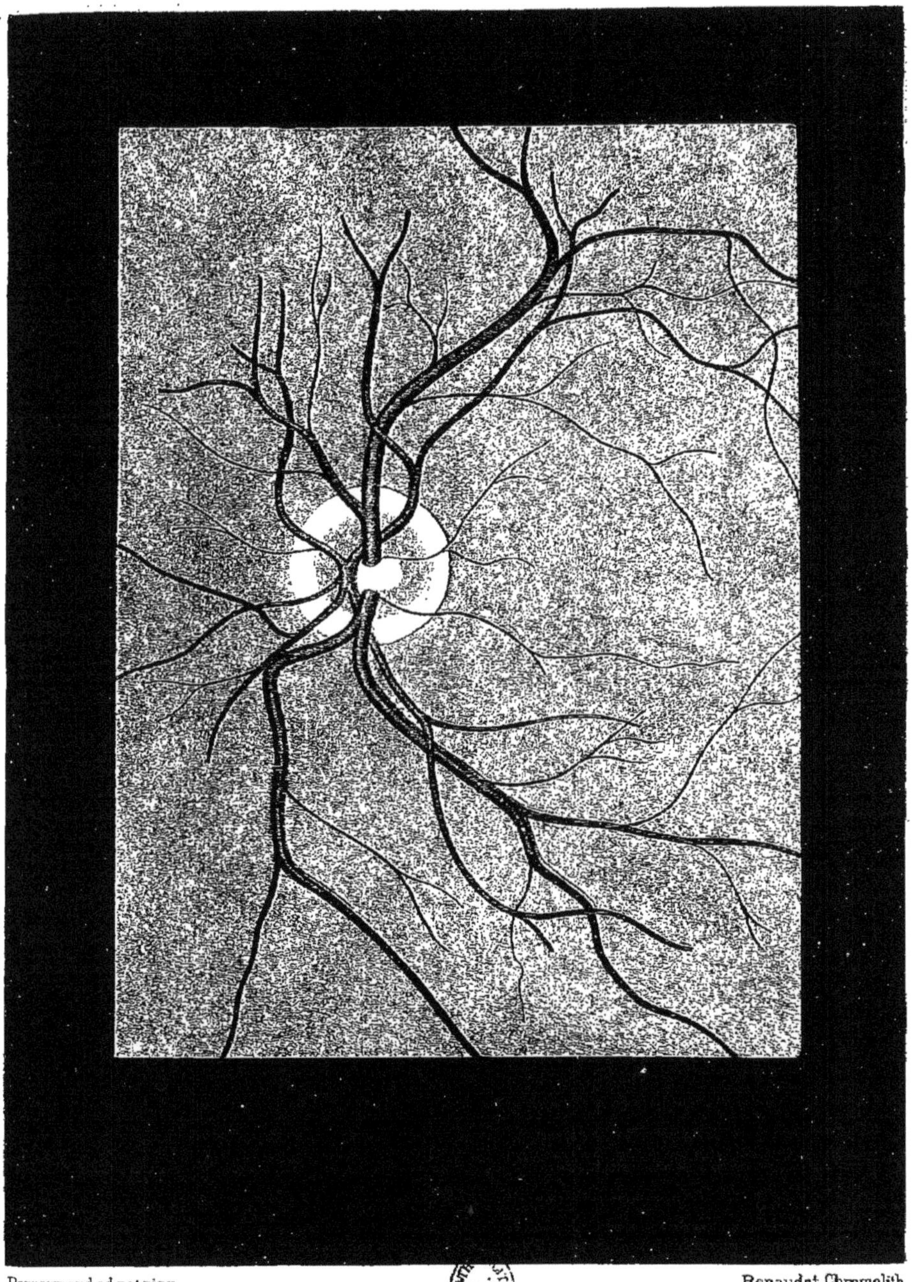

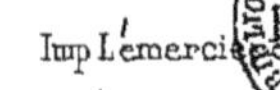
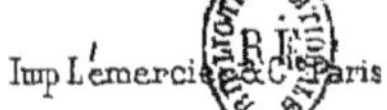

Perreymond ad nat pinx.   Imp Lemercier & C.ᵉ Paris   Renaudot Chromolith

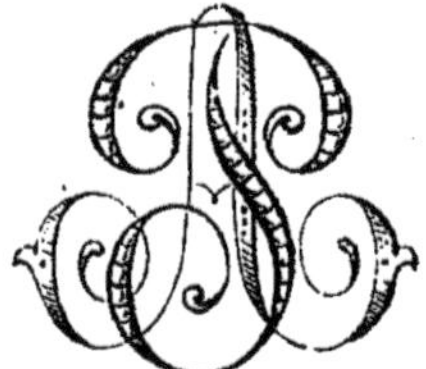

Paris. A. PARENT, imprimeur de la Faculté de Médecine, rue Mr-le-Prince, 31

www.ingramcontent.com/pod-product-compliance
Ingram Content Group UK Ltd.
Pitfield, Milton Keynes, MK11 3LW, UK
UKHW022321120726
13694UKWH00004B/1500